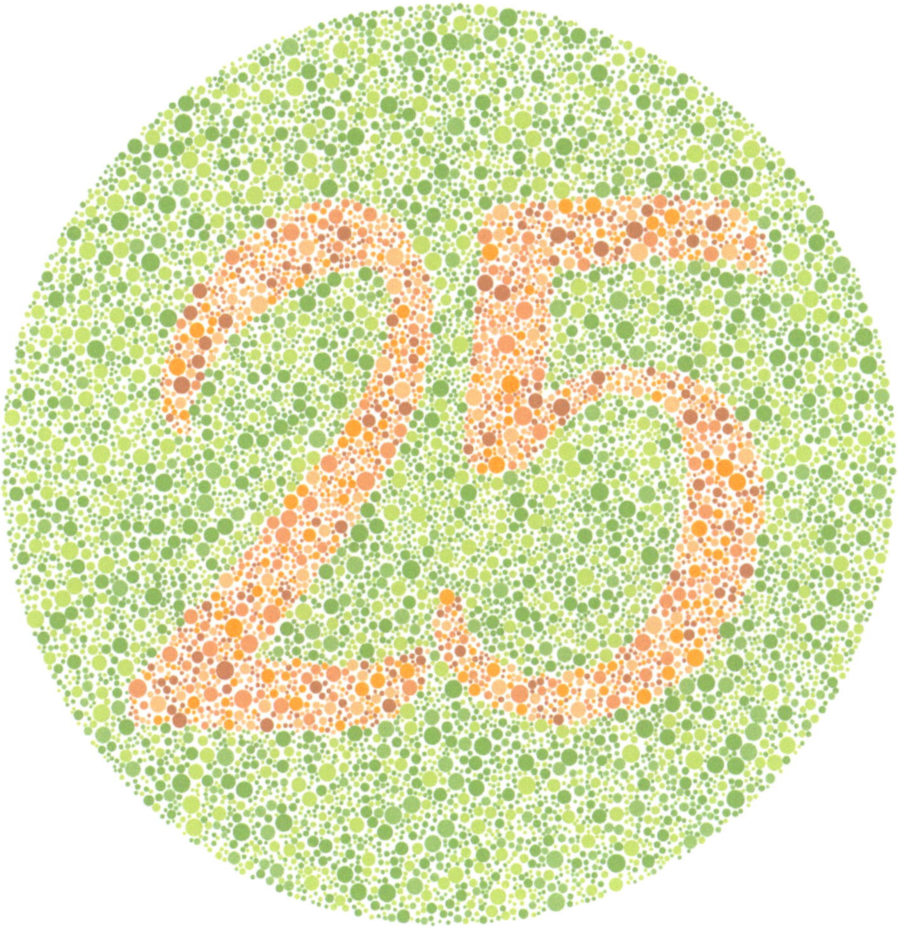
25

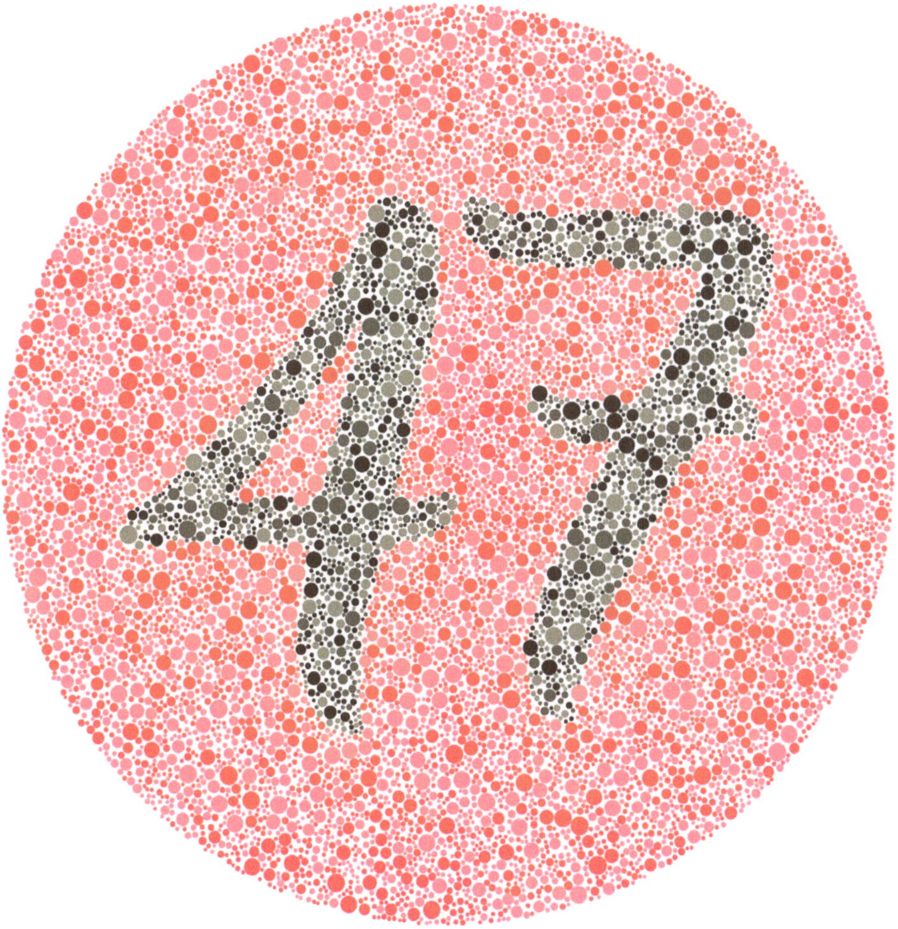
47

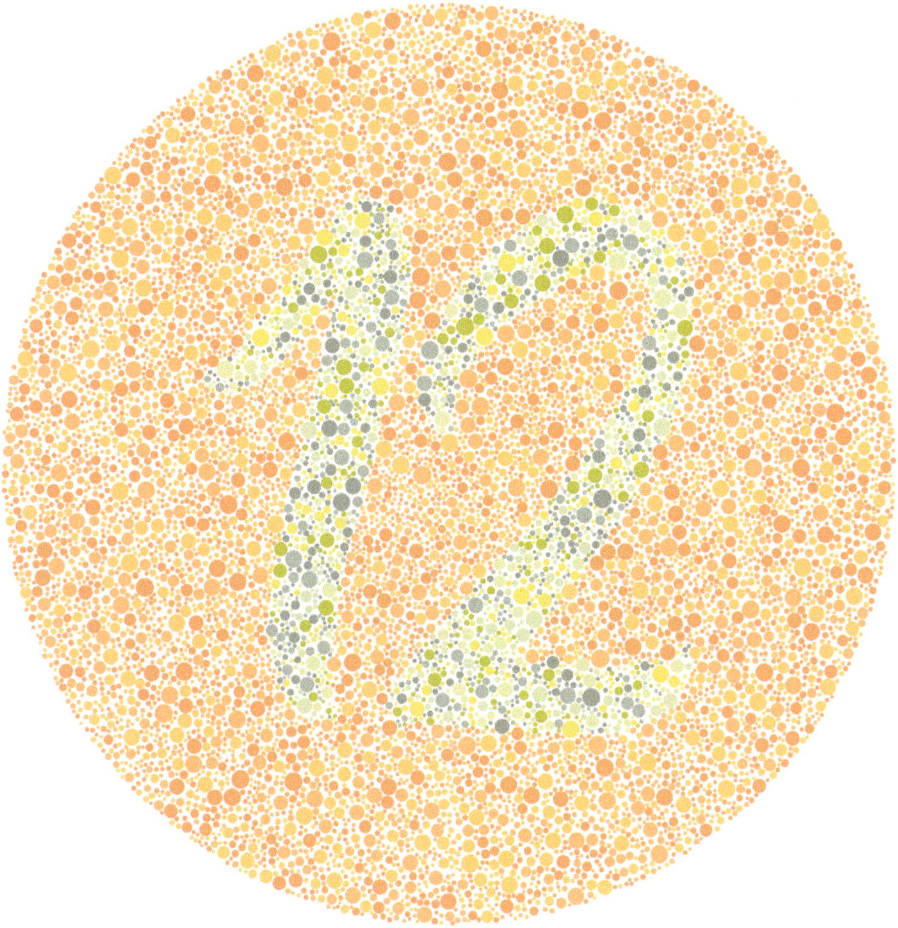
12

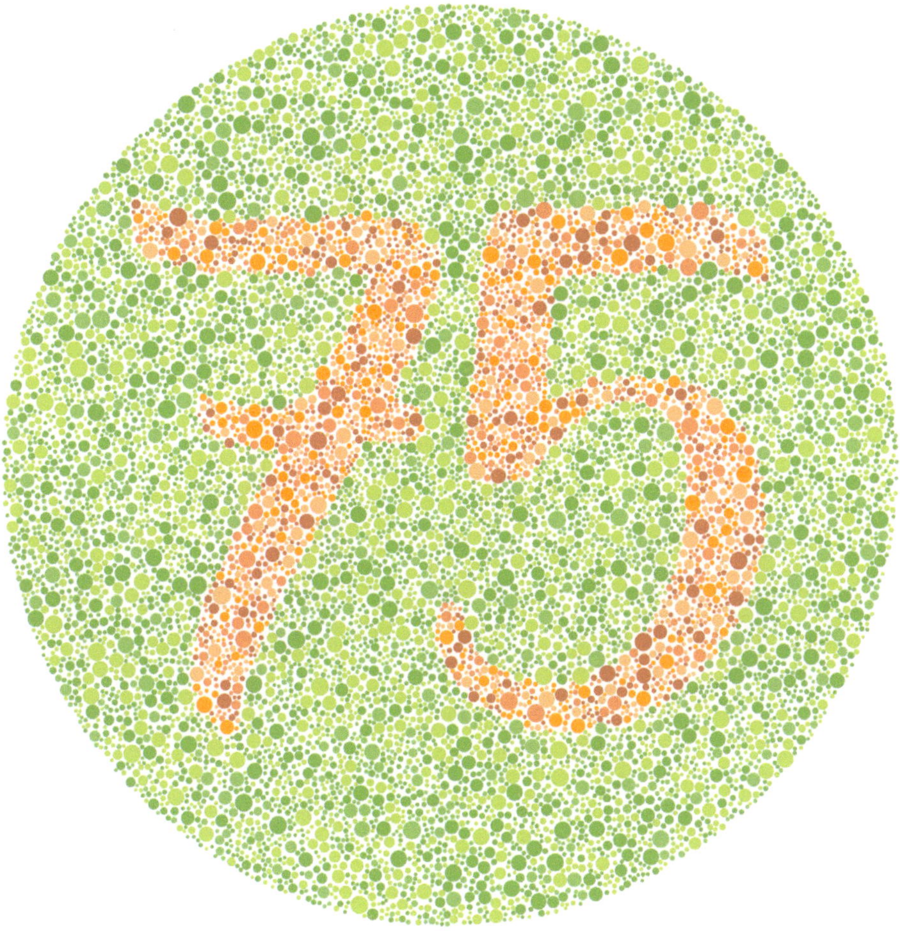
75

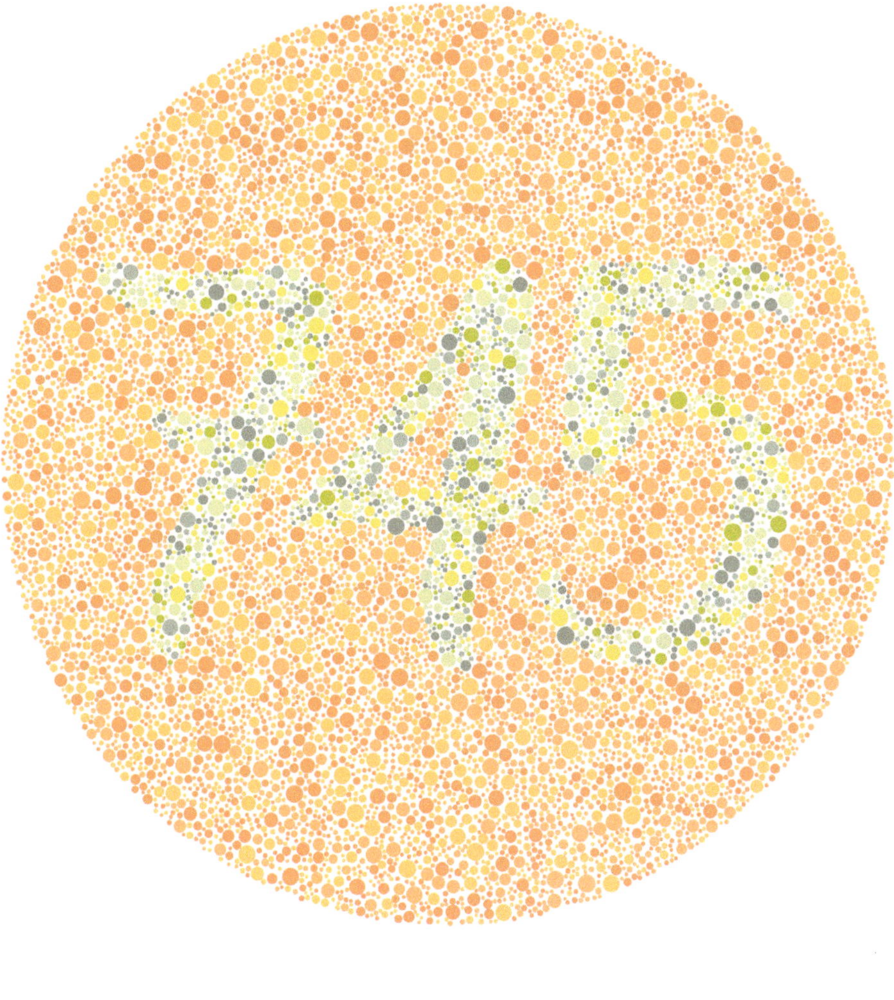

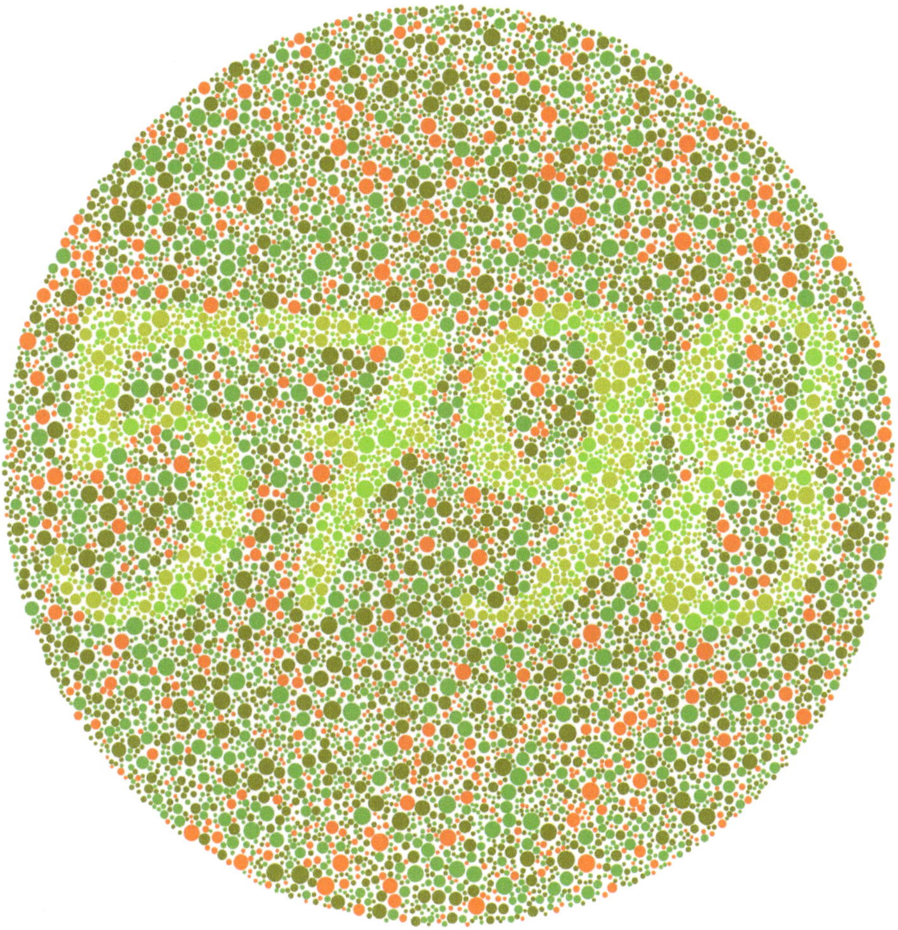

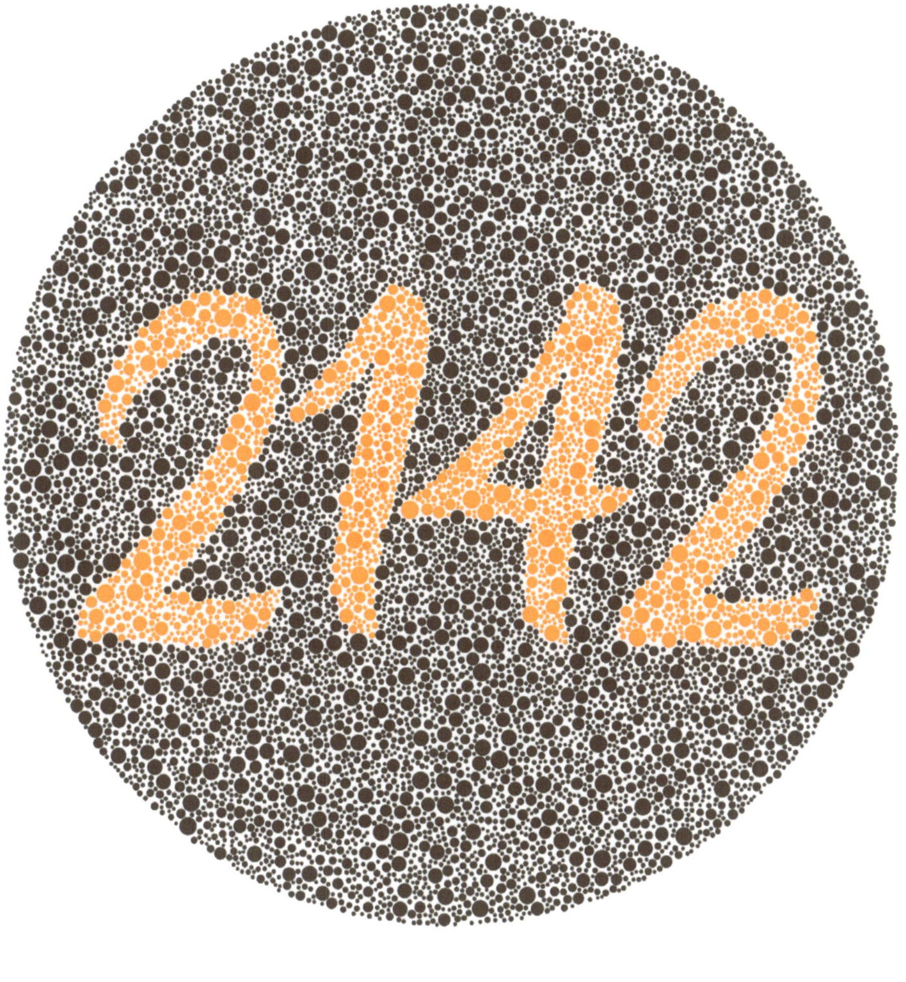
2142

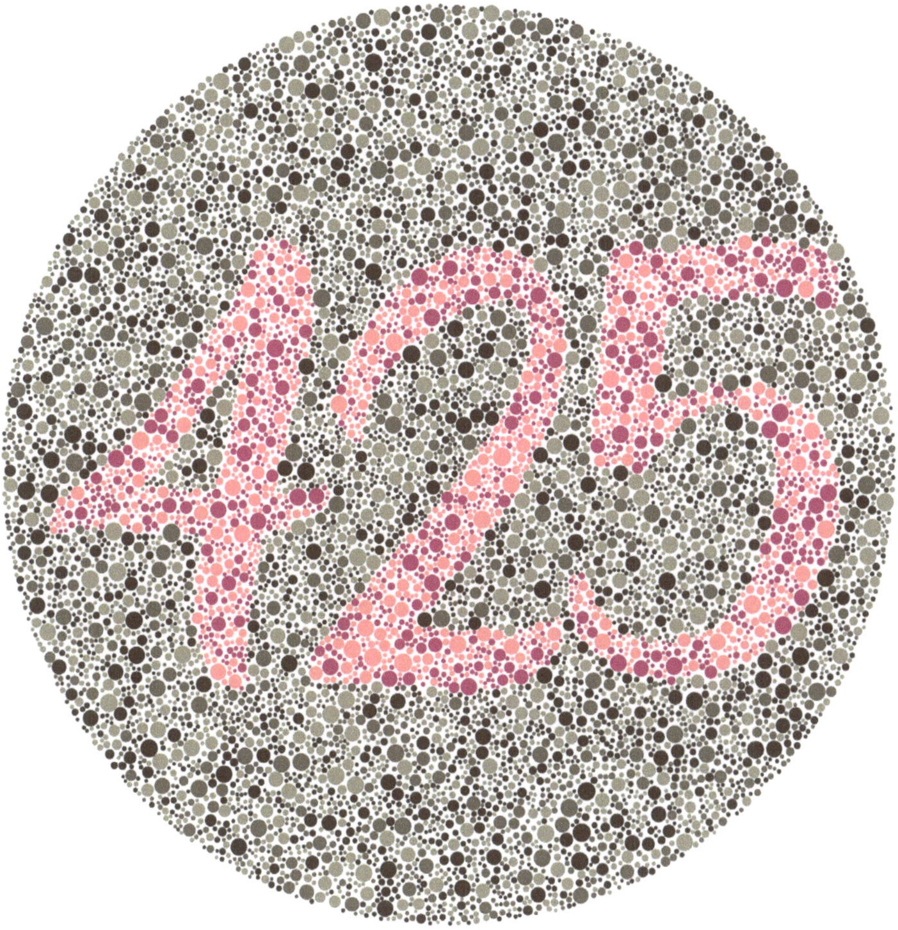

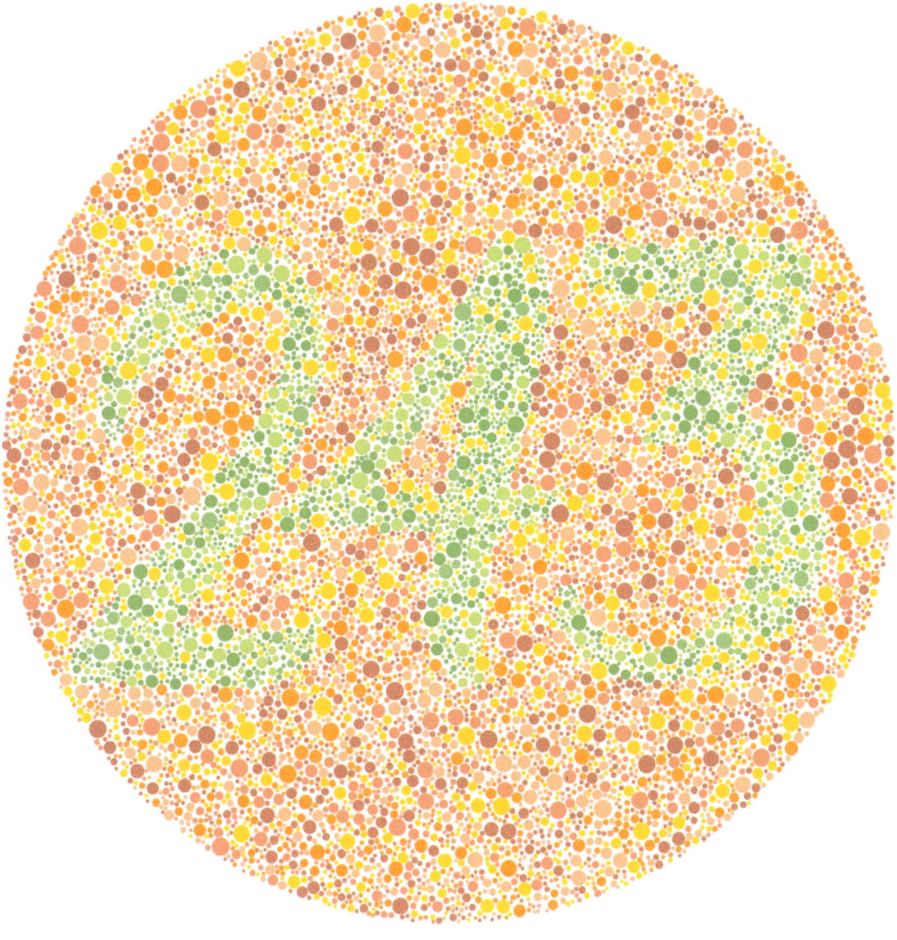

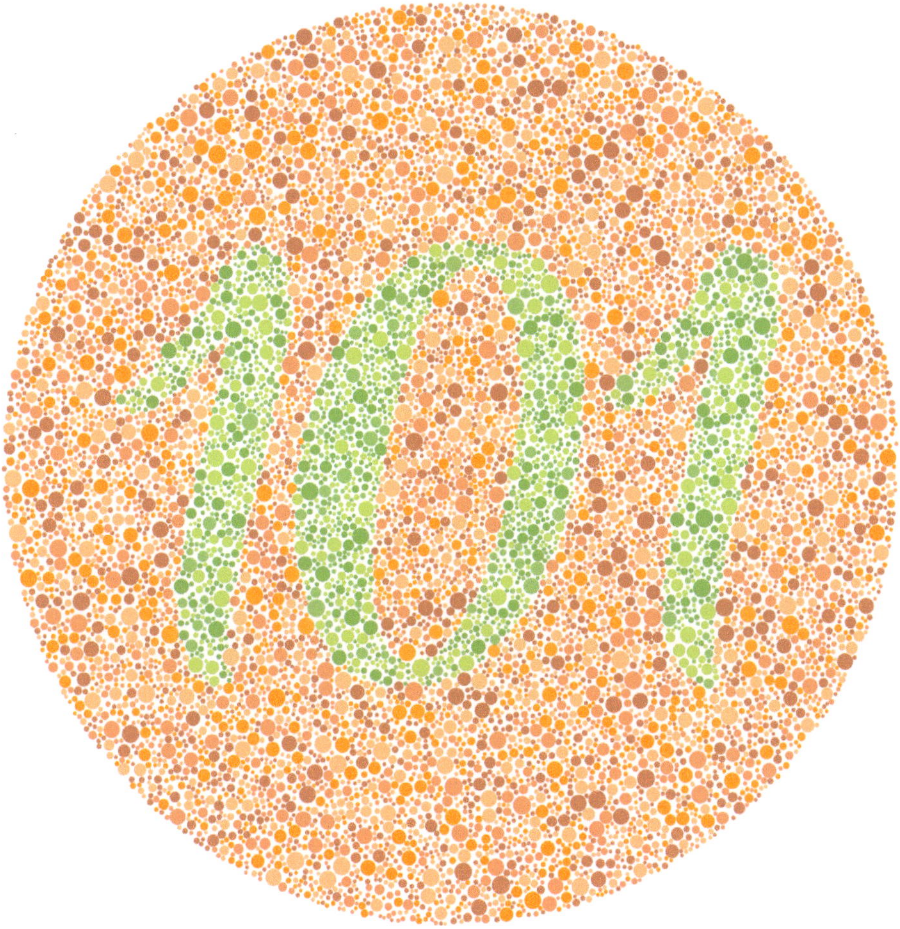
101

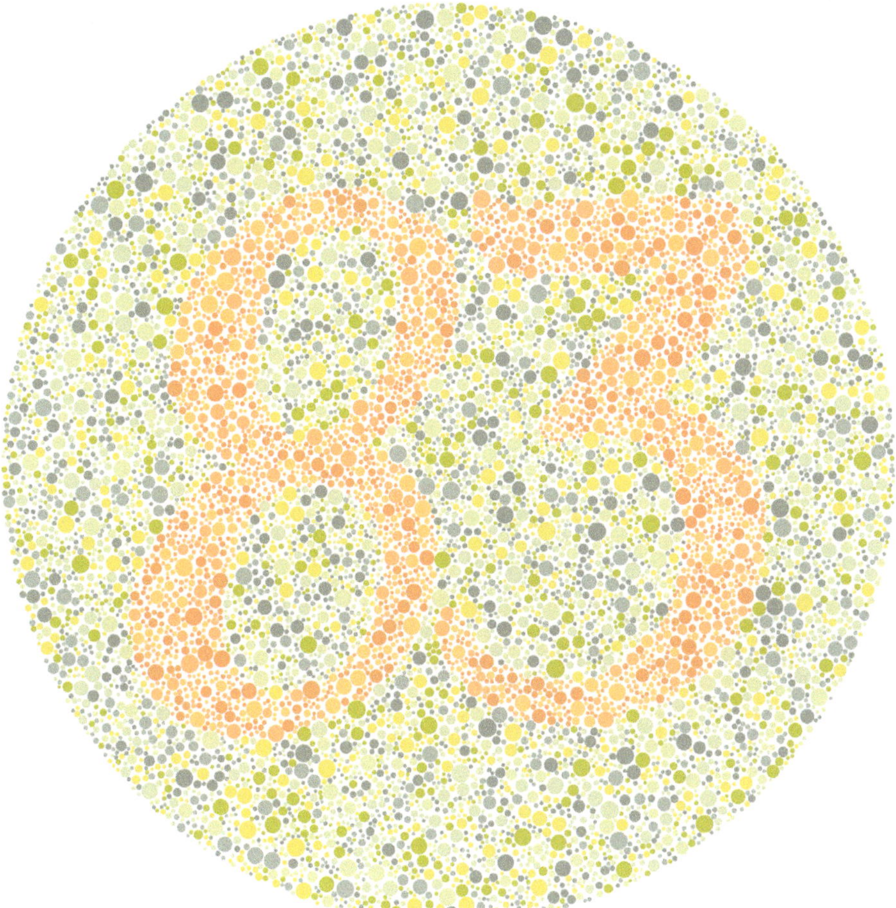

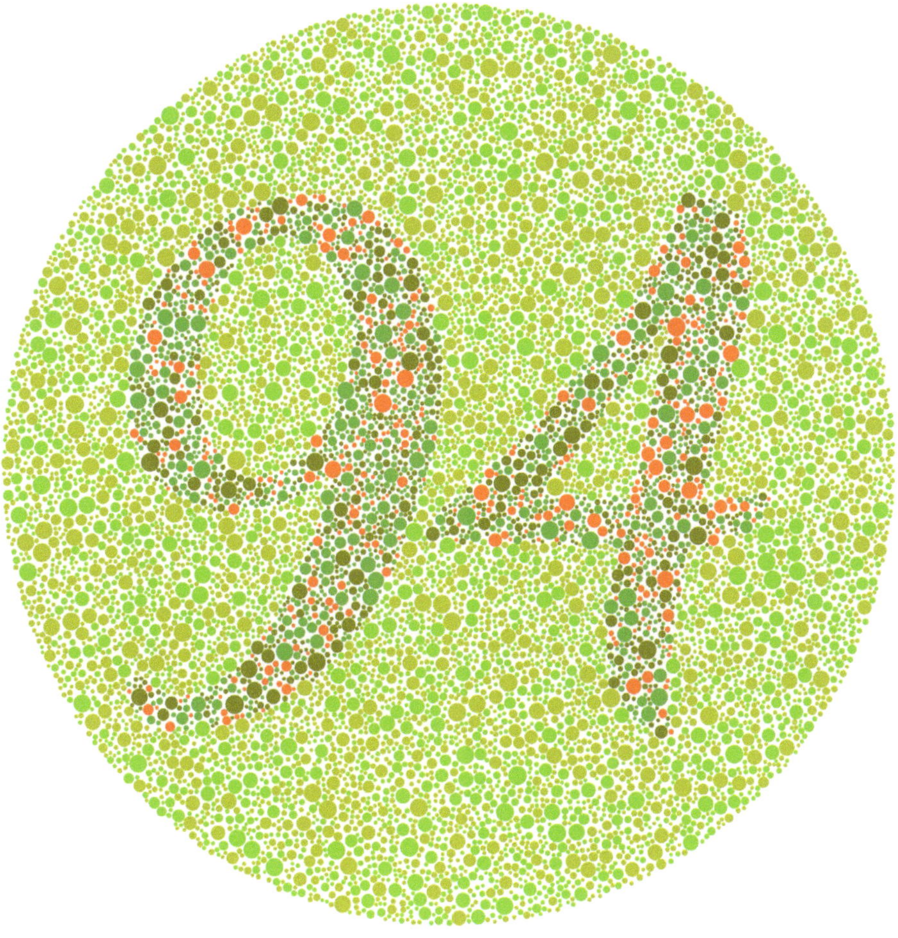
24

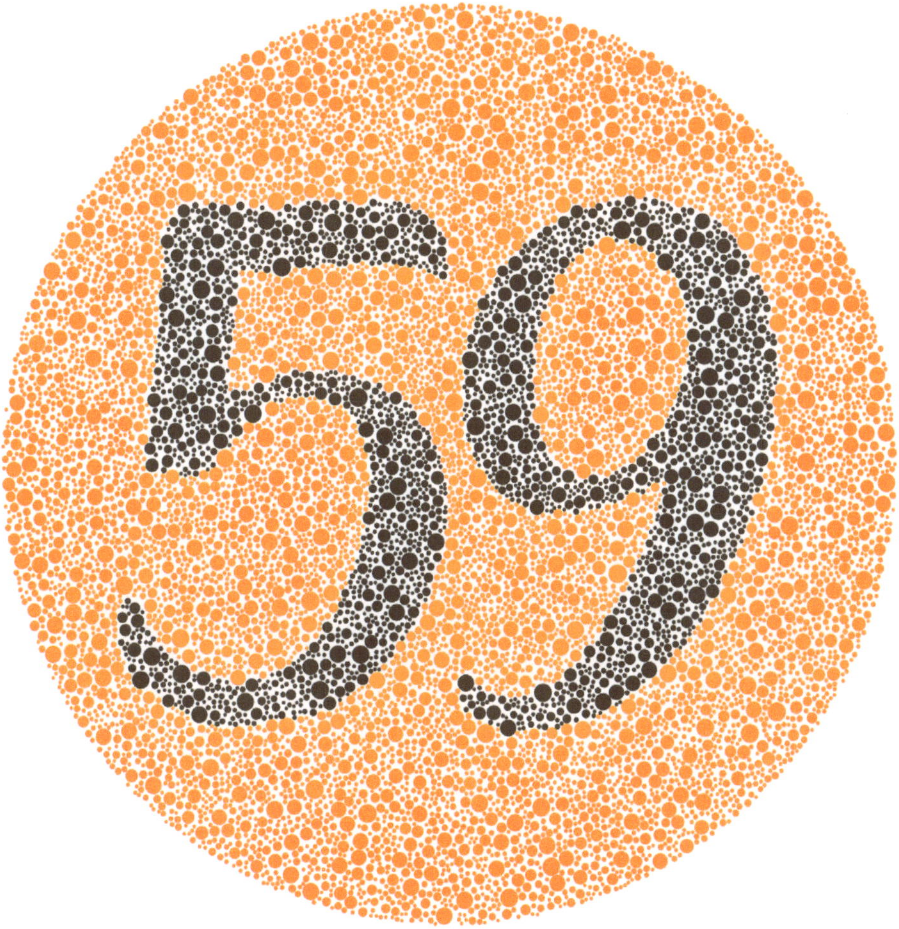
59

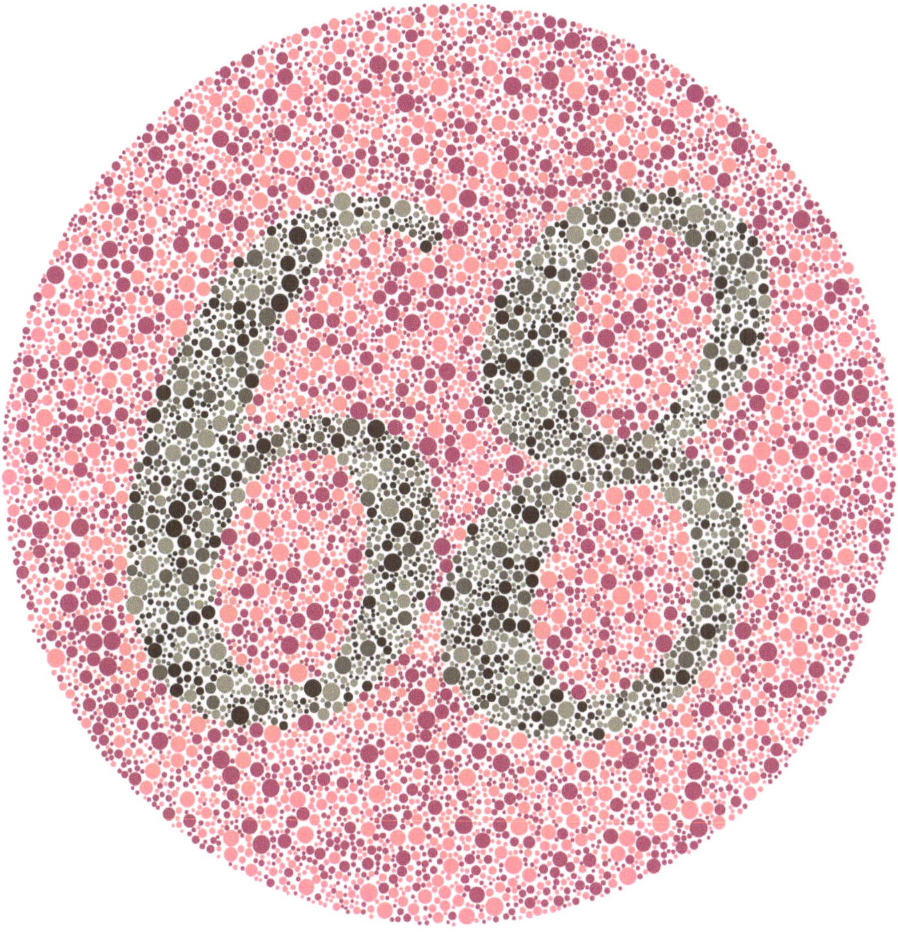
68

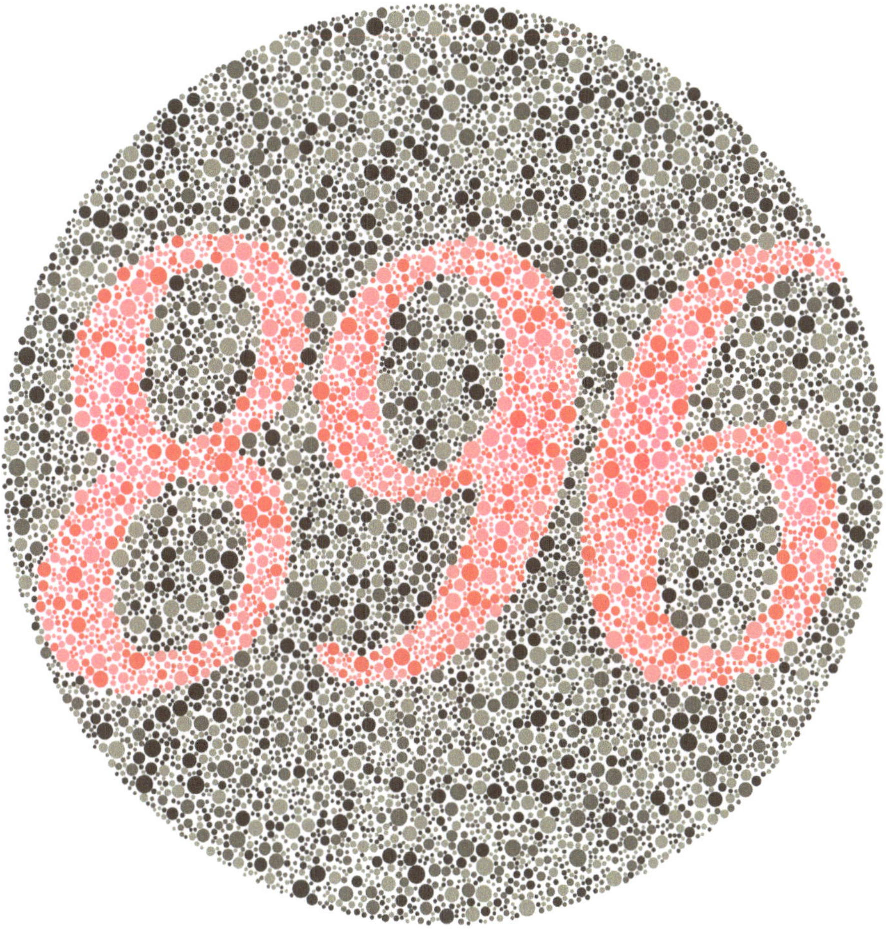
96

www.ingramcontent.com/pod-product-compliance
Lightning Source LLC
Chambersburg PA
CBHW050923290526
45792CB00002B/864
* 9 7 9 8 8 7 9 4 5 4 3 3 8 *